Achraf Khairi

BIOMODELOS 3D e Cirurgia de Carcinologia Maxilo-facial

Achraf Khairi

BIOMODELOS 3D e Cirurgia de Carcinologia Maxilo-facial

ScienciaScripts

Imprint

Any brand names and product names mentioned in this book are subject to trademark, brand or patent protection and are trademarks or registered trademarks of their respective holders. The use of brand names, product names, common names, trade names, product descriptions etc. even without a particular marking in this work is in no way to be construed to mean that such names may be regarded as unrestricted in respect of trademark and brand protection legislation and could thus be used by anyone.

Cover image: www.ingimage.com

This book is a translation from the original published under ISBN 978-620-2-27268-1.

Publisher:
Sciencia Scripts
is a trademark of
Dodo Books Indian Ocean Ltd. and OmniScriptum S.R.L publishing group

120 High Road, East Finchley, London, N2 9ED, United Kingdom
Str. Armeneasca 28/1, office 1, Chisinau MD-2012, Republic of Moldova, Europe
Printed at: see last page
ISBN: 978-620-5-77287-4

PLANO

INTRODUÇÃO

A segunda metade do século XXe foi marcada pelo avanço de uma promissora cirurgia reconstrutiva e estética: a cirurgia maxilo-facial.

A cirurgia maxilo-facial é um campo inovador que tem abraçado brilhantemente as novas tecnologias da nossa era, particularmente a impressão em 3D.

Os cuidados maxilo-faciais requerem um alto nível de experiência cirúrgica para realizar operações com sucesso. Estas cirurgias são geralmente realizadas rapidamente, exigindo um elevado nível de resposta da equipa cirúrgica, sem margem para dúvidas ou erros.

De facto, a complexidade da anatomia craniomaxilo-facial, bem como as suas variações, podem tornar difícil a explicação, planeamento e execução da cirurgia facial.

A necessidade de imagens claras da morfologia facial desempenhou um papel importante no desenvolvimento da imagem tridimensional e, mais recentemente, na modelação física e, neste aspecto, a impressão em 3D está destinada a desempenhar um papel importante.

Assim, os modelos anatómicos 3D permitem a preparação de intervenções e a identificação de áreas de interesse.

Além disso, este trabalho antes da cirurgia oferece tanto aos cirurgiões como aos pacientes um planeamento adequado, economia de tempo e precisão, garantindo um melhor resultado.

Este é particularmente o caso da cirurgia de tumores benignos ou malignos, o que constitui um desafio para o cirurgião maxilo-facial, especialmente quando falta experiência.

Nesta perspectiva e a fim de melhor compreender as técnicas de impressão 3D e as suas aplicações na cirurgia carcinológica, o presente trabalho delineará a história do surgimento e evolução desta tecnologia, bem como o processo de fabrico de biomodelos.

Além disso, propomos uma descrição das fases de planeamento cirúrgico e a elaboração de guias cirúrgicos a partir dos dados de imagem dos pacientes recrutados no departamento de cirurgia maxilo-facial no hospital de especialidades do CHU IBN SINA do RABAT, até à impressão de biomodelos 3D.

Para completar este trabalho, apresentamos um benchmarking dos casos de cirurgia maxilo-facial adoptados por algumas das instalações líderes nesta tecnologia.

PARTE I: IMPRESSÃO 3D E SUAS TÉCNICAS

"A impressão 3D tem o potencial de revolucionar a forma como fazemos quase tudo".

BARACK OBAMA, Estado da União "Washington 2013

I- História da impressão em 3D :

1- <u>Definição:</u>

A impressão tridimensional "3D" é uma técnica de fabrico "aditiva" que acrescenta material a um objecto camada por camada, ao contrário das técnicas de remoção de material como a maquinação.(1)

Está sempre associado a vários programas informáticos que permitem a preparação do ficheiro 3D. Este modelo virtual em 3D será transformado num objecto físico. A seguinte "Figura 1" resume o processo de impressão em 3D.

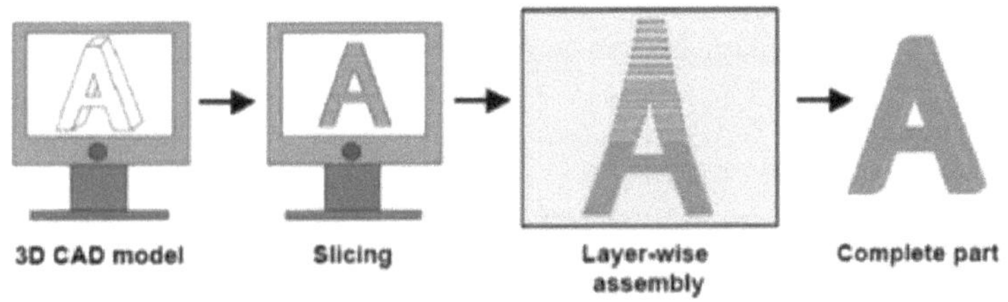

Figura 1: Processo de impressão 3D (Fonte: ESA)

2- <u>História</u>

A impressão em 3D existe há quase 30 anos, mas tem permanecido confinada ao uso industrial.

Em 1986, o engenheiro Chuck Hull lançou a 3D **Systems®** e criou a primeira impressora 3D, a SLA-250, que foi produzida em 1988.

E o desenvolvimento de uma técnica conhecida como **"estereolitografia"** em 1984, adicionando camadas utilizando um material sensível aos raios ultravioleta.

Este processo deu o seu nome ao ficheiro **"STL"** (**Standard Tessellation Language**), que se tornou o formato para a impressão em 3D.

Em 1990, este processo foi o primeiro a ser utilizado para a biomodelização em **cirurgia maxilo-facial.** (2)

Em 1988, Scott e Lisa Crump fundaram a Stratasys ® e desenvolveram o processo **FDM (Fused Deposition Modeling), que foi** patenteado em 1989.

A empresa está a lançar as suas primeiras impressoras baseadas nesta técnica, que deposita o material liquefeito camada a camada utilizando uma cabeça de extrusão móvel.

É a tecnologia "FDM" que dará origem às impressoras pessoais que actualmente existem no mercado. (9)

Só em 1993 é que surgiu um novo processo: **"3DP" (Three Dimensional Printing)** desenvolvido no **Massachusetts Institute of Technology,** que fundou a **"Z Corporation ®"** em 1995.

1996 foi um ano crucial para a impressão 3D, com os três grupos a lançarem no mercado máquinas de prototipagem rápida. Pela primeira vez, foram chamadas **impressoras 3D**, e o termo começou a entrar na linguagem comum.

Nos próximos dez anos, os fabricantes desenvolverão novas máquinas e novos processos que permitirão que esta tecnologia se torne mais amplamente disponível.

Quadro 1: Resumo da chegada das empresas e das técnicas associadas. (1)

Empresa	Ano de criação	Técnico	Categoria
Sistemas 3D	1986	Estereolitografia	Cura por luz
Stratasys ®	1989	Modelação de Depósito Fusível	Deposição de filamento fundido
Z Corporation	1995	Impressão Tridimensional	Sinterização de pó
Arcam ® Arcam	1997	Feixe de electrões a derreter	Sinterização de pó de metal
Assunto ®	1999	Polyjet	Cura por luz
Envision TEC ® (apenas em francês)	2002	Processamento de luz digital	Cura por luz

Datas-chave na história da impressão em 3D: 23) *(4)*

- **1952**: Kojima demonstra as vantagens do fabrico em camadas.

- **1967**: Swainson apresenta uma patente nos Estados Unidos para um sistema de dupla cura de luz.

- **1981**: Kodama publica três métodos de solidificação holográfica.

- **1984**: Chuck Hull regista a patente 4575330 para a utilização de "estereolitografia

- **1986**: Criação de Sistemas 3D.

- **1987**: A prototipagem rápida torna-se uma realidade comercial.

- **1989**: Lançamento da Stratasys e das primeiras impressoras FDM.

- **1990**: O fabrico de aditivos é utilizado para a produção de moldes.

- **1995**: Z Corporation lança as primeiras impressoras 3DP.

- **1996**: Primeiras menções de máquinas industriais como "impressoras 3D".

- **2000**: O fabrico de aditivos é utilizado para peças de produção.

- **2007**: Estabelecimento da Shapeways nos Países Baixos.

- **2009**: MakerBot Industries fundou e lançou o MakerBot Cupcake

- **2011**: 15.000 impressoras 3D são vendidas (cerca de 40 modelos disponíveis).

- **2012**: 45.000 novas máquinas vendidas.

II- Materiais utilizados: (Tabela: 2)

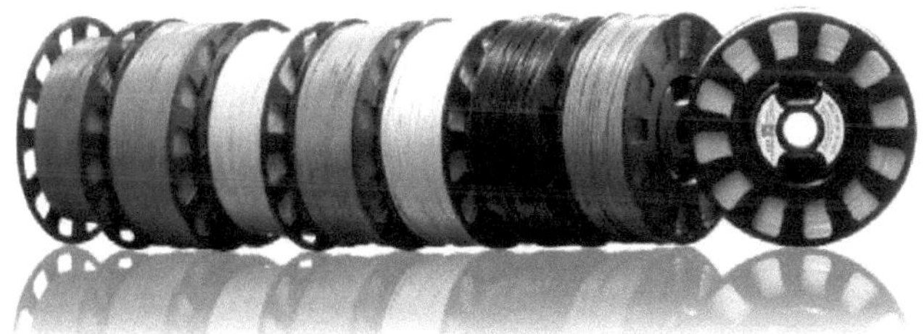

1- **Plásticos**

Resina, poliamida e ABS (Acrynitrile Butadiene Styrene) continuam a ser as mais comummente utilizadas na prototipagem rápida. (5)

O seu estado antes da impressão difere em função do processo:

- Líquido para estereolitografia: Resina

- Pó de sinterização a laser: poliamida

- Filamento para depósito de filamento fundido: ABS

1-1- Acrinitrilo butadieno-estireno (ABS) :

O termoplástico mais utilizado em impressoras pessoais, derrete a 200250°C. Pode suportar temperaturas que variam entre -20° e 80°C e tem uma boa resistência ao impacto.

1-2- Ácido poliláctico (PLA):

A sua temperatura de fusão é inferior à do ABS e situa-se entre 160° e 220°C.

Resfria e endurece rapidamente, tornando-o mais difícil de manusear.

Tem excelentes propriedades ambientais: biocompatível, biodegradável e compostável.

1-3- <u>Álcool polivinílico (PVA)</u> :

O plástico mais frequentemente utilizado como material de transporte na impressão FDM, ABS e PLA.

1-4- <u>Poliamidas (PA)</u> :

É o material base da sinterização a laser, muitas vezes sob a forma de um pó fino.

As poliamidas são estáveis, fortes e biocompatíveis.

Em contraste com o ABS ou PLA, as poliamidas sinterizadas a laser não têm um efeito de estado mas sentem-se ligeiramente granulosas e porosas.

1-5- <u>O processo E-Beam</u> :

Desenvolvido pela empresa sueca Arcam ®, o processo consiste em fundir o metal com um laser de electrões numa câmara de vácuo.

2- <u>Metais</u>

1-1- <u>Alumínio e suas ligas</u> :

Utilizados pelo fabricante EOS ®, contêm silício e magnésio, o que lhes confere uma excelente resistência. São leves e resistentes ao calor (6)

1-2- <u>Titânio e suas ligas</u> :

Caracterizado pela sua resistência, baixo peso, resistência à corrosão e biocompatibilidade. É o material por excelência no enchimento ósseo, utilizado em cirurgia maxilo-facial e traumas ortopédicos.

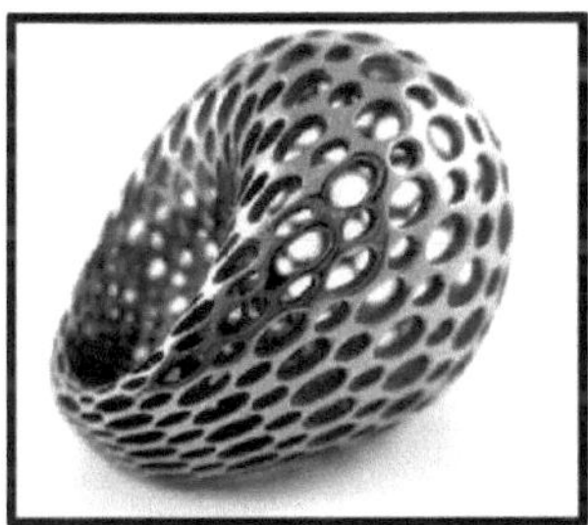

Figura 2: Malha de titânio (fonte: primante3d)

O Ti6AL4V encontra-se normalmente na forma de pó (Figura: 3).

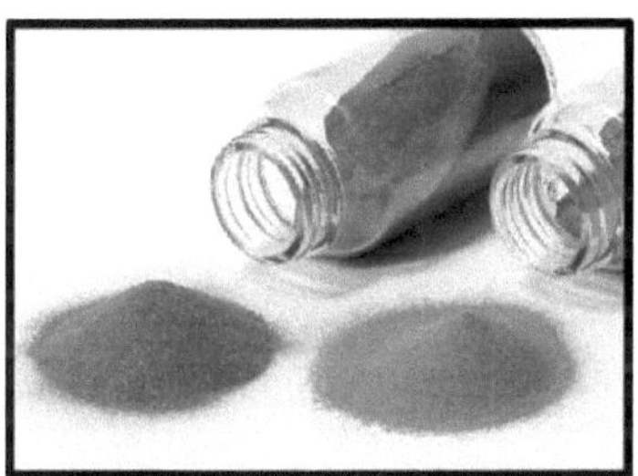

Figura 3: Titânio TÌ6AL4V em pó (fonte: primante3d)

1-3- <u>Crómio-cobalto e suas ligas :</u>

Peças muito rígidas com uma superfície lisa, mas resistente ao desgaste.

São feitos sob vácuo, garantindo uma melhor qualidade do objecto. Amplamente envolvidos na produção de próteses médicas: joelho, anca, etc.

1-4- <u>Aço inox :</u>

É o primeiro metal disponível no fabrico de aditivos e tem boas propriedades mecânicas.

3- Cerâmica :

A impressão cerâmica é complexa, o material é primeiro impresso por sinterização a laser ou 3DP, depois o objecto é tratado e depois vidrado a quente a mais de 1000°C.

A areia é utilizada com um ligante e depois pulverizada para formar as camadas.

4- Betão/areia

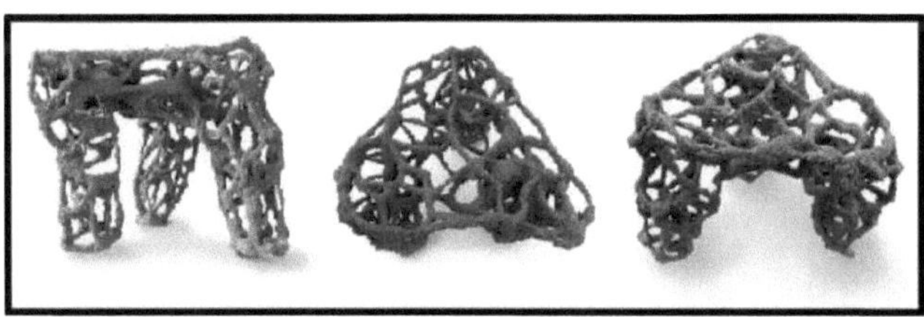

Figura 4: Formas de areia impressas em 3D (Fonte: primante3d)

5- Materiais orgânicos :

5-1 Ceras

A cera é utilizada para fazer moldes para peças metálicas, jóias e aparelhos dentários.

5-2 Madeira

Sob a forma de filamentos Laywood-D3 ®, compostos de 40% de madeira reciclada, é utilizado em técnicas de FDM. Pode ser impresso a temperaturas entre 185° e 230°C.

5-3 Tecidos biológicos :

A empresa de bio-impressão Organovo ® é uma das pioneiras neste campo, onde os jogadores procuram imprimir células vivas para replicar tecido humano.

As células são injectadas numa estrutura baseada em gel na qual podem crescer (Figura: 5)

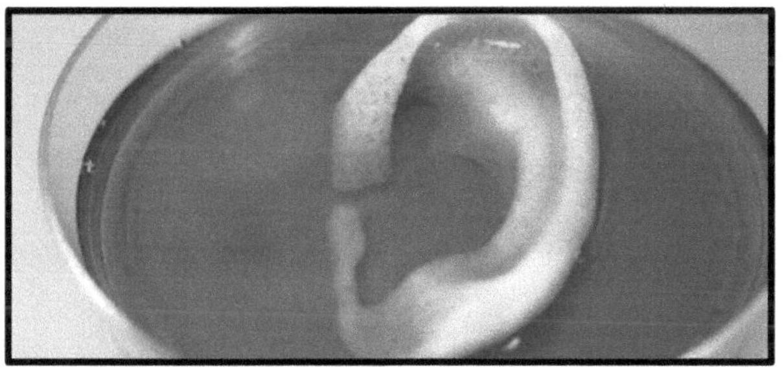

Figura 5: Pavilhão Ouvido Esquerdo impresso em 3D (fonte: Universidade Wake Forest)

III- Técnicas de impressão 3D: (7) (Quadro: 3)

Há muitas técnicas diferentes dependendo dos materiais, equipamento e resultados que são necessários. Estas podem ser agrupadas em três processos principais:

- **Fotopolimerização** (solidificação de um líquido por um feixe de luz)

- **Ligação em pó** (um ligante é utilizado para unir partículas)

- **A deposição progressiva do material** (filamento fundido ou folha de papel).

O princípio básico é o do **fabrico de aditivos** que anda a par com um conjunto de software informático que permite a preparação do ficheiro 3D.

Estes modeladores 3D permitem a concepção e modificação destes ficheiros, cujo objectivo é obter um formato "STL".

1- <u>Cura por luz</u>

Polímeros líquidos capazes de solidificar sob luz (fótons) são aqui utilizados. (Figura 6)

É a base da estereolitografia (SLA). É também utilizada noutras aplicações, tais como DLP (*Digital Light Processing*) e tecnologias de *Polyjet*.

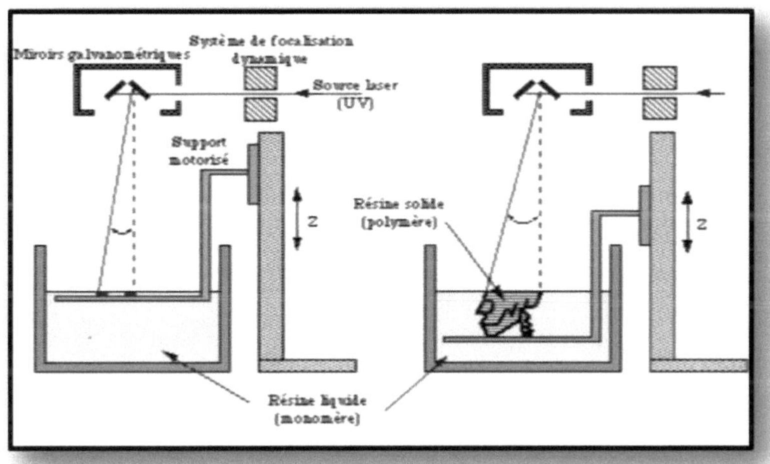

Figura 6: Impressão 3D por fotopolimerização (Fonte: Auguste Denis)

1-1 Estereolitografia :

A primeira técnica desenvolvida pela empresa 3D Systems[®] , consiste na solidificação por camadas sucessivas de fotopolímeros no estado líquido num tanque numa plataforma móvel, utilizando um feixe laser ultravioleta (UV).

O monómero mais simples é o etileno, que tem a fórmula C2H4 e a estrutura CH2=CH2. Forma-se então uma cadeia cada vez mais longa, na qual a mesma unidade -CH2-CH2- se repete. Esta cadeia longa é um polímero chamado polietileno: -(CH2-CH2)-.

$$\text{Polimerização}$$
$$n\text{H}_2\text{C}=\text{CH}_2 \longrightarrow \text{---CH}_2\text{--CH}_2\text{--CH}_2\text{--CH}_2\text{---}$$
$$\left[\text{CH}_2\text{--CH}_2\right]_n$$

| Monómero: etileno | Polímero: polietileno |

__Figura 7: Processo de polimerização: Etileno-Polietileno__

O laser e a plataforma são controlados por computador. O software da impressora analisa o ficheiro 3D e corta-o em fatias muito finas de 0,05 a 0,1mm de espessura.

__Pontos fortes :__

Impressão precisa (tolerância de 0,005mm), qualidade dos detalhes, peças grandes (mais de 2m de diâmetro).

__Pontos fracos:__

Escolha de materiais cara, lenta, muito limitada, sem cor, trabalhos de acabamento extensivos (envernizamento, pintura, cromagem, rebocos), requer equipamento adaptado.

1-2 <u>O processo DLP :</u>

Este processo é 2 a 5 vezes mais rápido do que o ALS. É utilizado pela empresa alemã EnvisionTEC® , especializada no mercado de aparelhos dentários e auditivos.

A luz vem de um microchip que varre rapidamente o tanque. Este chip contém até dois milhões de espelhos microscópicos e é controlado por um sistema electrónico.

__Pontos fortes:__

Rápido, baixos custos de impressão, peças sólidas, acabamento superficial quase igual às peças moldadas por injecção. A precisão média é de 0,2mm.

__Pontos fracos__: Caro, não muito acessível.

1-3 <u>Tecnologia de poli-jacto :</u>

O resultado da pesquisa da empresa **Objet**® , este processo permite a produção de sucessivos jactos de fotopolímeros sobre uma superfície.

A cada aplicação é aplicado um tratamento UV. O material de suporte é um gel solúvel em água, tornando o acabamento fácil de obter.

Pontos fortes: Multi-materiais, qualidade do software ***Objet Studio®.***

Pontos fracos: Custo elevado, falta de acessibilidade.

1-4 <u>Impressão nanoscópica 3D :</u>

(Polimerização com dois fótons)

Com uma resolução de 100nm, um laser pulsado fotopolimeriza a solução onde a luz é mais intensa. (Figura 9)

O processo, que está em fase experimental, está a ser desenvolvido pela Universidade de Viena.

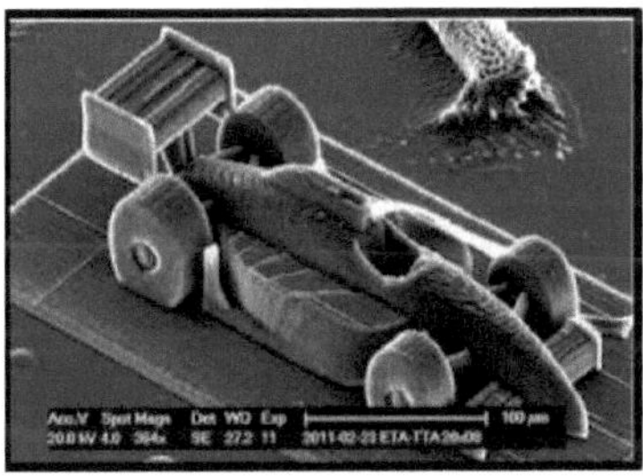

Figura 8: Fórmula 1 nanoscópica 3D (Fonte: Universidade de Viena)

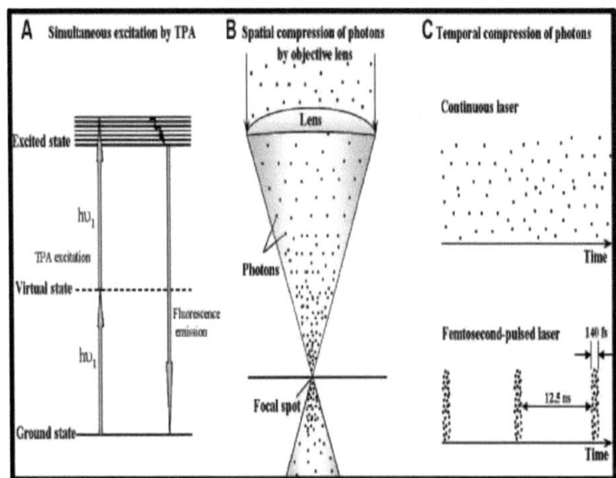

Figura 9: Impressão nanoscópica 3D

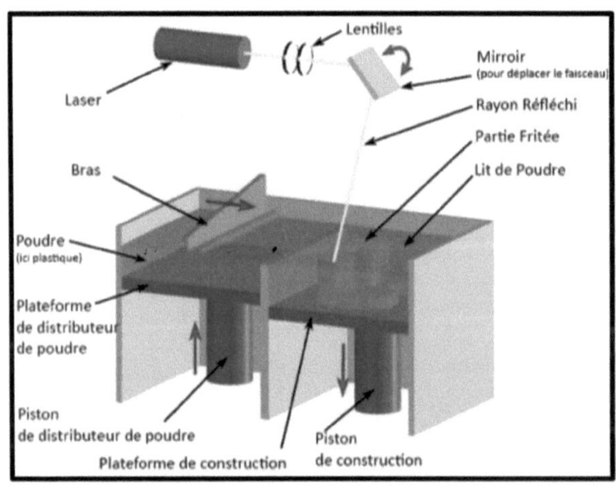

2-   Impressão colada em pó

Figura 10: Impressão em 3D por colagem de pó (Fonte: CustomPartNet)

2-1 Tecnologia SLS :

Também conhecida como sinterização a laser, a tecnologia SLS (Selective Laser Sintering) foi desenvolvida pela empresa alemã EOS® (1989). A característica

18

especial é a utilização de um pó como material de base.

Um laser potente funde partículas finas de pó, criando o objecto através de varrimentos sucessivos.

A base é de plástico (poliamida), cerâmica, vidro ou pó de metal; este último chama-se DMLS (*Direct Metal Laser Sintering*).

Os metais são aço inoxidável, cobalto-cromo, iconel (uma liga de metais diferentes) e titânio Ti6AlV4.

Todos os metais são teoricamente imprimíveis quando existem na forma de pó.

A sinterização a laser requer um feixe laser muito potente para fundir as partículas de pó. O tabuleiro é pré-aquecido na máquina a uma temperatura imediatamente abaixo do ponto de fusão. Um rolo espalha uma camada muito fina de pó de 0,1 mm de espessura na plataforma de impressão.

O laser passa então sobre o pó seguindo o padrão previamente determinado e funde as partículas até que o objecto seja completamente fabricado.

Pontos fortes:

O processo é rápido e poupa material porque o pó não utilizado é reutilizado para impressões posteriores.

Pontos fracos:

Precisão de 0,1mm (menos de SLA), superfície arenosa, rugosa ao toque, com um tamanho máximo de peça de 700*580*380 mm.

2-2 O processo E-Beam: (8)

Também conhecido como EBM (*Electric Beam Melting*), foi desenvolvido pela empresa sueca Arcam®.

O processo envolve a fusão do metal com um laser de electrões numa câmara de vácuo (Figura 11).

O EBDM (*Electron Beam Direct Manufacturing*) é uma variante desenvolvida pela NASA.

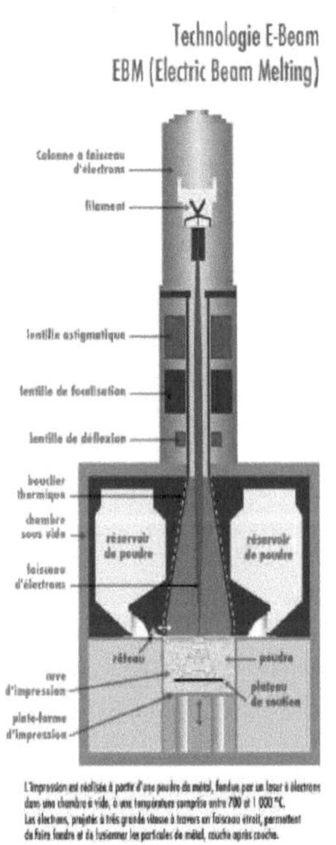

Figura 11: Impressão 3D utilizando tecnologia E-BEAM (Arcam®)

2-3 A técnica 3DP :

Adquirida em 2012 pela 3D Systems® , Z Corporation® desenvolveu a única impressora do mundo capaz de imprimir simultaneamente em 3D em centenas de milhares de cores.

Esta coloração é conseguida através da utilização de colas coloridas para unir o pó.

Há muitos materiais: cerâmica, metal, polímeros, compósitos.

Pontos fortes:

Precisão, escolha do material, excelente custo de propriedade

Pontos fracos:

Qualidade de impressão inferior a SLA, precisão variável, textura rugosa, menos sólida do que SLA ou DLP.

3- **Impressão em 3D por deposição em fusão**

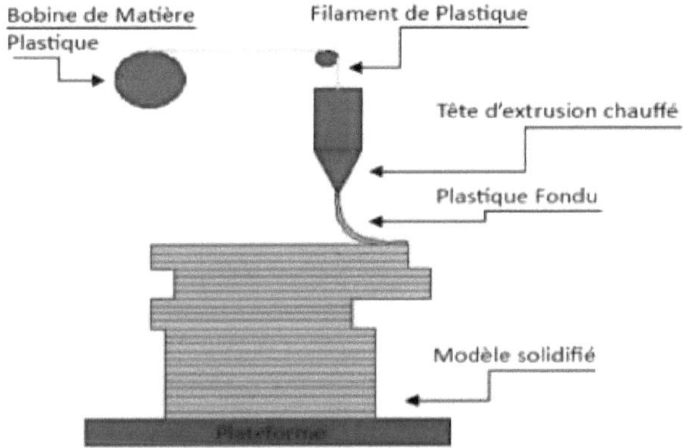

Figura 12: Impressão 3D por deposição em fusão (Fonte: CustumPartNet)

Juntamente com a ALS, o FDM é um dos primeiros processos de impressão em 3D, desenvolvido desde o final dos anos 80 por Scott Crump.

Um filamento sensível ao calor passa por um bocal de extrusão aquecido a mais de

185°C, derretendo o material à medida que vai passando e depositando-o numa placa de impressão camada a camada seguindo o caminho definido pelo ficheiro CAD (Computer Aided Design).

Os materiais são geralmente termoplásticos tais como ABS ou PLA, mas existem também policarbonatos, polycaprolactonas, polifenilsulfonas e ceras.

Pontos fortes: Fácil de usar e versátil, rápido.

Pontos fracos: Precisão variável, dependendo da máquina.

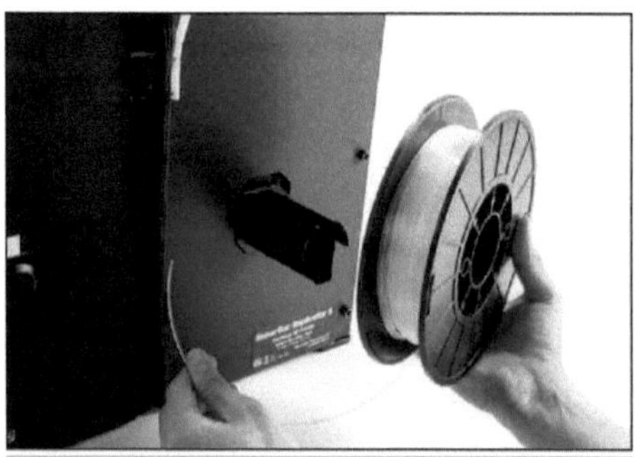

Figura 13: Colocação da bobina na impressora 3D (Fonte: primante3d)

4- Impressão 3D por colagem de papel: (7)

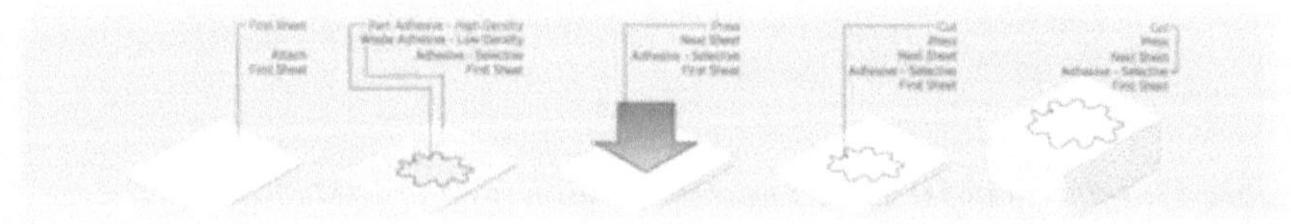

Figura 14: Princípio de dimensionamento do papel (Fonte: Mcor Technologie®)

A laminação de depósito *selectivo* ou SDL é um processo separado. A impressão 3D por trabalhos de laminação de papel através do corte progressivo de folhas de material que são selectivamente laminadas em conjunto. (Figura 14)

A empresa irlandesa **Mcor Technologie**® foi fundada em 2005 e é líder na impressão de papel multi-colorido SDL.

Pontos fortes: Material de impressão mais barato: papel, objecto multicolorido, muito boa resolução.

Pontos fracos: Trabalho de acabamento, parte oca, complexa com volume interno por vezes impossível de alcançar.

PARTE II: CRITÉRIOS DE QUALIDADE RADIOLÓGICA E PROTOCOLO DE AQUISIÇÃO

1- <u>Aquisição</u> :

A aquisição, a partir de ficheiros DICOM (Digital Imaging and Communications in Medicine) de imagens médicas, de fatias nativas do scanner e de dados da Radio Magnetic Imaging.

As características devem ser as seguintes: (9)

> Espessura da camada idealmente inferior ou igual a 1mm: Fizemos cortes de: **0,625 mm.**

> 512 x 512 matriz

> Pixels no intervalo de 0,5mm a 0,3mm

> Exportar para o formato "STL".

> Modelação utilizando o software OsiriX ® produzido pelo laboratório Fab "LeSiege" Casablanca e a equipa "Lexpert3D".

> Limpeza e reparação de superfícies: desalinhadas, caras em falta, bordos solitários.

> Segmentação, se necessário, da área cirúrgica de interesse através do software "Slicer".

2- **Impressão em 3D :**

Critérios de inclusão :

- Uma impressora 3D com uma chapa de impressão que produz um modelo num único bloco.

- Material rígido.

Critérios de exclusão :

- Impressão em fragmentos.

- Custo elevado dos benefícios.

Para tal, escolhemos três impressoras 3D: CUBE X, MAKERBOT Replicator 2 e a FORMLAB. (LeSiege Casablanca)

A escolha do material :

- Acrinitrilo butadieno estireno (ABS) ;

- PLA ;

- Silicone "biocompatível

- Resina "High Technology".

A impressão foi feita usando estereolitografia e técnicas de FDM.

PARTE III: BIOMODELOS 3D E CIRURGIA DE CARCINOLOGIA MAXILO-FACIAL

A utilização de biomodelos 3D em Cirurgia Maxilo-facial engloba todos os aspectos desta especialidade, desde a cirurgia ortognática à cirurgia de trauma até à neoplasia facial.

De facto, os modelos adquiridos são mais frequentemente utilizados no planeamento de procedimentos cirúrgicos. A impressão 3D em cirurgia oncológica continua a ser especial.

De facto, a utilização destes biomodelos 3D é de interesse no planeamento pós-cirúrgico da reconstrução e criação do epitélio.

Através de alguns casos de pacientes, mostraremos os diferentes usos e limites da impressão 3D em cirurgia de carcinologia maxilo-facial.

Os casos clínicos do departamento de cirurgia maxilo-facial do Hospital Universitário de Avicenne em Rabat, Marrocos, bem como outros casos da literatura, apesar de esta ser uma utilização bastante recente.

I- PATOLOGIA DE TUMORES MALIGNOS: (10)

1- <u>CASO CLÍNICO 1 (CHU AVICENNE):</u>

Trata-se de um paciente de 80 anos admitido para a gestão de carcinoma espinocelular da aurícula esquerda (Figura 15).

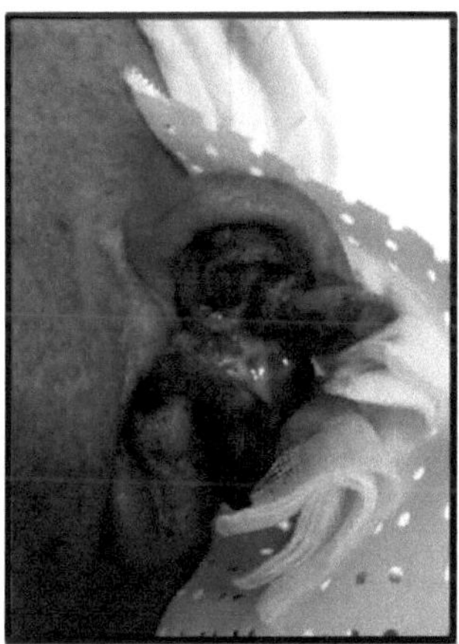

Figura 15: Carcinoma de células escamosas da aurícula

Utilizando os dados DICOM da imagem de ressonância magnética, realizámos um "Espelhamento" do ouvido lateral saudável (Figura: 16).

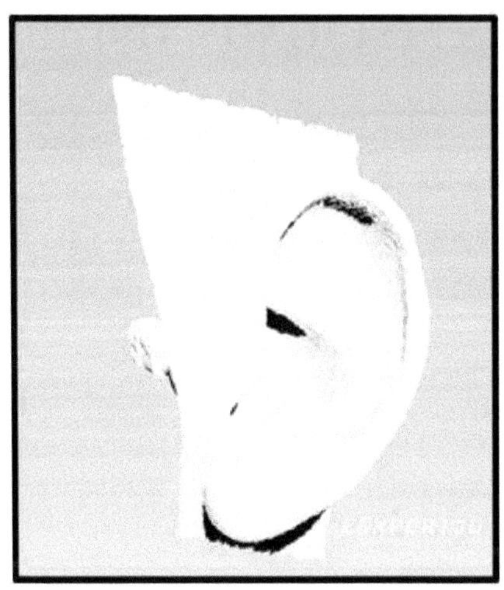

Figura 16

Seguimos então o protocolo habitual para a obtenção de um biomodelo (Figura 17) que será utilizado como modelo para a criação de uma cópia exacta em silicone "biocompatível". (Figura 18)

Este epíteto será utilizado para abordar o imperativo estético após uma cirurgia carcinológica num paciente que não é capaz de tolerar um segundo procedimento reconstrutivo, mais debilitante e demorado.

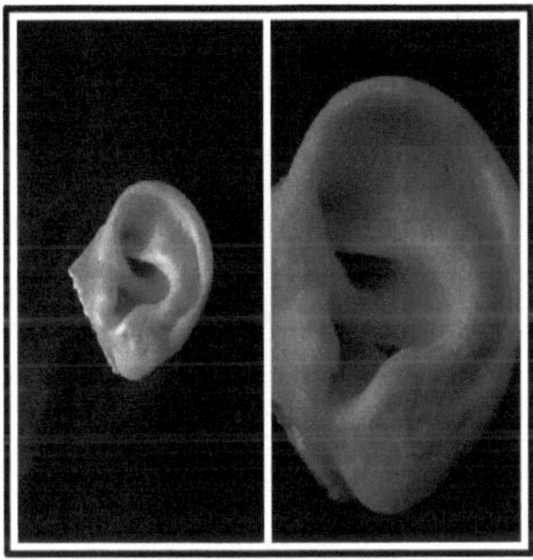

Figura 17: Biomodelo 3D PLA

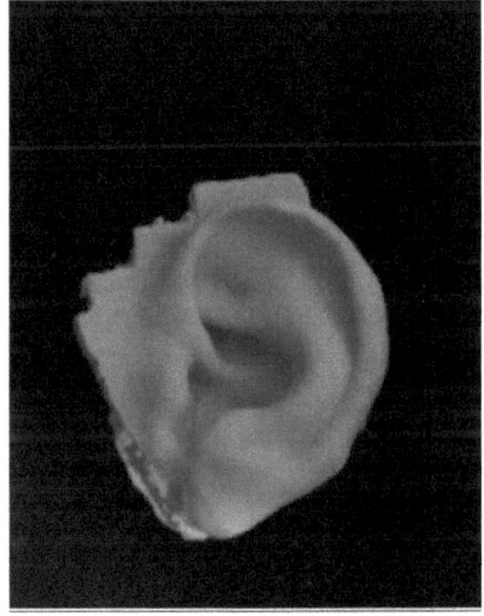

Figura 18: Epíteto de silicone

O desvio médio da distância calculada para a orelha é de **0,12 mm** em todas as medições STL, biomodelismo e prótese.

O biomodelo adquirido dá um resultado de **98,94% de** fidelidade em comparação com o modelo anatómico inicial. Ou seja, uma diferença de **1,06%.**

O gráfico (Figura 37), mostra as medições efectuadas. Observamos que o desvio é mais pronunciado na Medida O1 (Ponto superior da hélice ao lobo) para o modelo anatómico inicial, o biomodelo e a prótese. A distância O2 (Tragus para o sulco da hélice) mostra um ligeiro desvio para o biomodelo adquirido.

As curvas são idênticas para o resto das distâncias.

Quadro 2: Medições das distâncias do pinna

Distância	Modelo	STL	Biomodel	Prótese
O1	5,5	5,5	5,4	53
O2	23	2,2	2,2	2,2
O3	1,5	1,5	1,5	1,5
O4	2	2	2,1	2

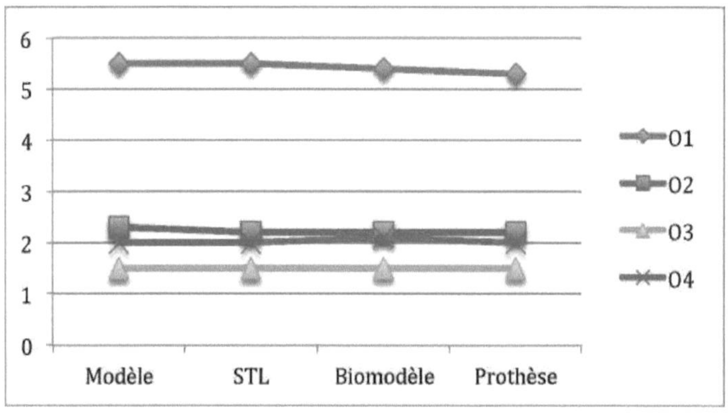

Figura 19: Curva de distorção da buzina G

2- <u>CASO CLÍNICO 2 (CHU AVICENNE) (10):</u>

Trata-se de um paciente de 30 anos admitido para o tratamento de carcinoma do septo nasal.

O doente foi submetido a ressonância magnética, utilizámos a técnica de inclusão.

Para tornar o tumor mais aparente, imprimimos a cartilagem, o tecido nasal, o osso e o tumor do septo nasal em dois materiais de cor diferente.

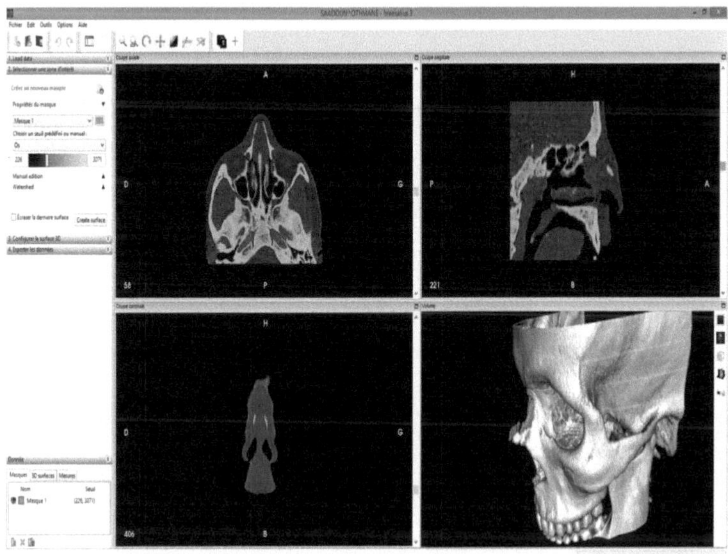

Figura 20: DICOM Paciente 5

2-2 <u>STL :</u>

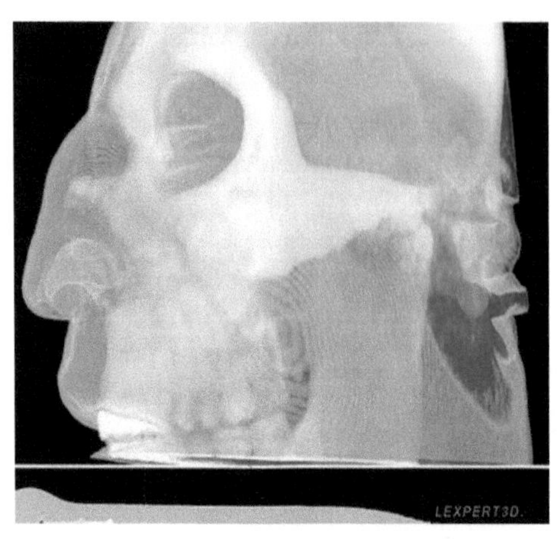
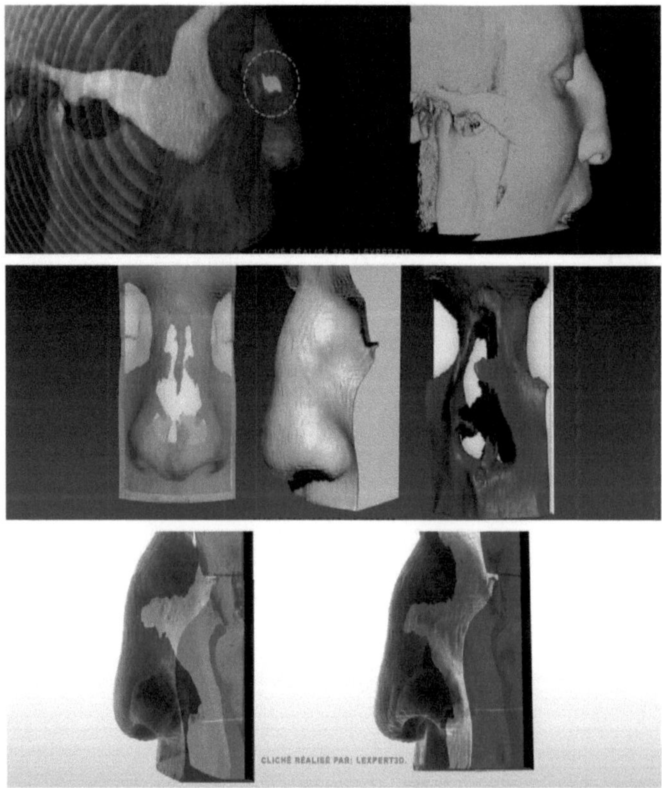

__Figura 21 Tumor STL e reconstrução 3D CN__

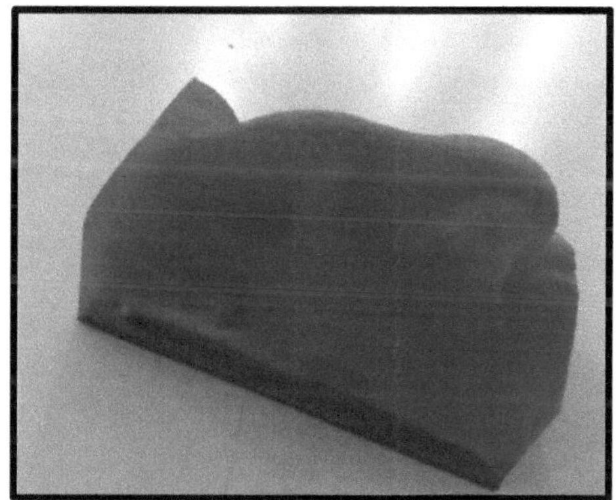

Figura 22: Biomodelo Nasal do Paciente 5

O STL (Figura 21) e o biomodelo resultante (Figura 22), permitem a localização do tumor de **13mm,** fixado no plano posterior, de acordo com os dados DICOM e o modelo 3D adquirido.

A excisão pode ser feita numa só peça com margens de segurança calculadas a **3/4mm**.

O tempo de impressão para todo o processo é de três horas e quarenta minutos.

3- <u>CASO CLÍNICO 3 (CHU AVICENNE) (9):</u>

Esta é uma paciente feminina de 60 anos de idade admitida para o tratamento de um tumor no maxilar.

O paciente foi submetido a uma tomografia computorizada da massa facial.

Neste caso, o biomodelo adquirido é um neo-osso maxilar que dá as medições exactas da perda de substância após o procedimento cirúrgico tendo em consideração a margem cancerígena que avaliamos a **1cm** acima do tumor do STL obtido. (Figura: 24)

O biomodelo também permite a simulação de uma gestão total de próteses maxilares, criando uma estrutura que se encaixa perfeitamente com as estruturas faciais adjacentes. (Figura: 25)

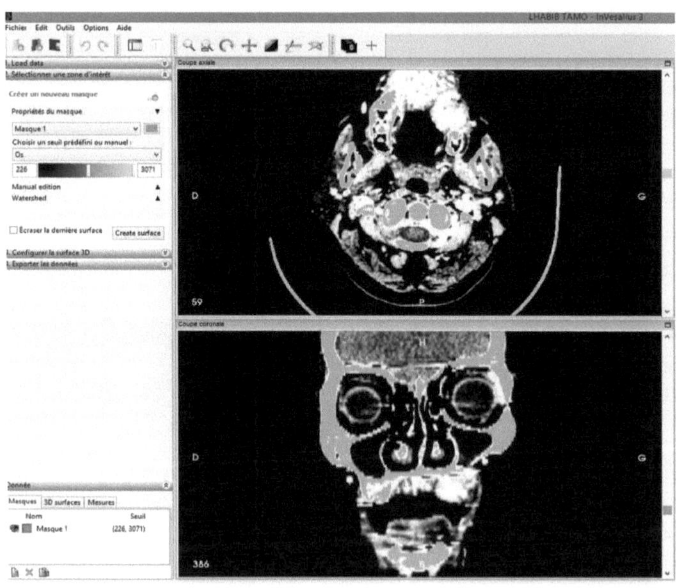

__Figura 23: Paciente DICOM 6__

3-2- <u>STL :</u>

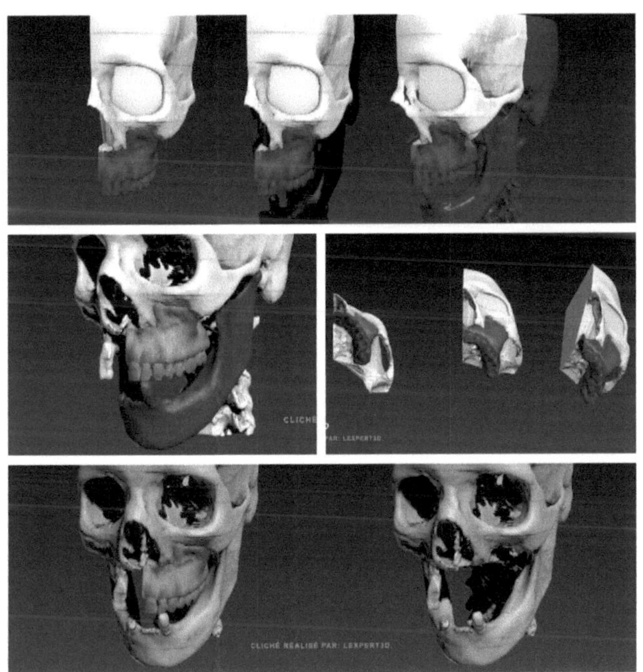

Figura 24: STL e reconstrução neo-maxilar

3-3- Biomodel:

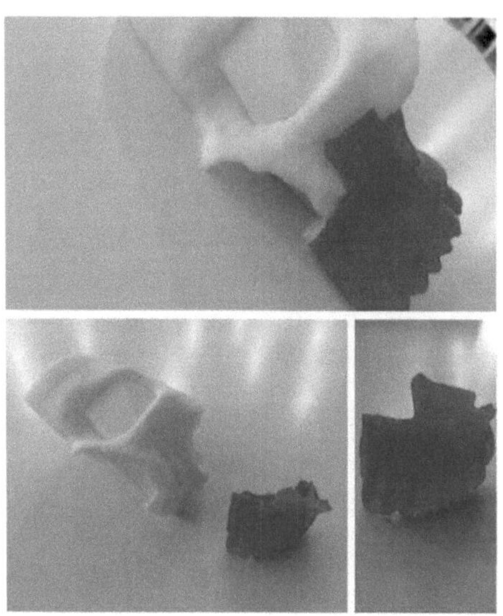

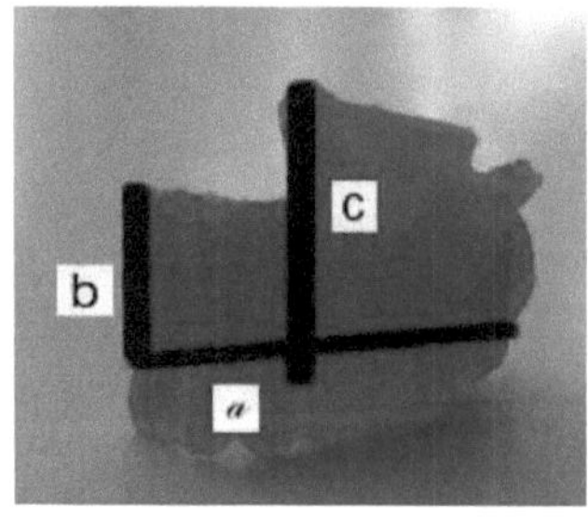

Figura 25: Paciente Biomodel e neo-maxila 6

A medida "a" corresponde a : **5,2cm.**

A medida "b" corresponde a : **2cm.**

A medida "c" corresponde a : **3,8cm.**

A medida "d" correspondente à espessura do biomodelo é : **1,5cm**.

O volume aproximado é calculado a **8,32 cm3** (Prismático)

O tempo de impressão para todos os biomodelos é de duas horas e cinquenta minutos.

3-4- <u>Prótese</u> :

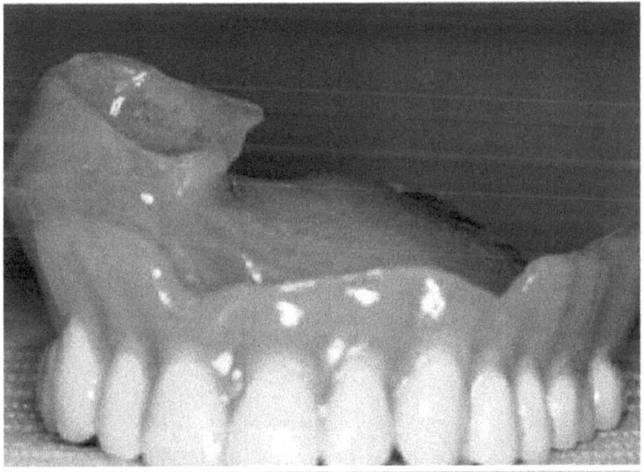

Figura 26: Exemplo de uma prótese maxilar

4- <u>CASO CLÍNICO 4: (CHU LAUSANNE)</u>

Uma paciente feminina de 62 anos de idade encaminhada para a gestão de um carcinoma epidermoide de células escamosas da boca direita com invasão mandibular (11)

Foi então tomada a decisão de realizar: uma pelviglossectomia parcial, uma mandibulectomia, um recorte cervical funcional homolateral e uma reconstrução com um retalho de fíbula livre micro-anastomosado.

(Figura 27).

As guias de corte foram fabricadas por impressão 3D.

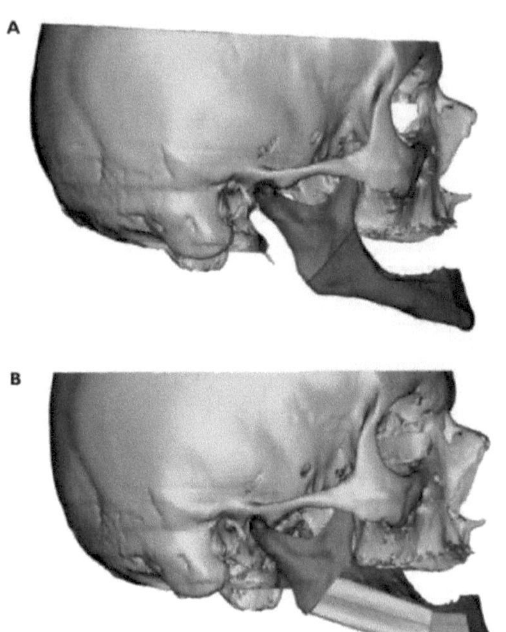

Figura 27: Planeamento da ressecção (A) e reconstrução mandibular (B)

II- PATOLOGIA DO TUMOR BENIGNO

Na patologia benigna do tumor, como o ameloblastoma ou outros tumores bem circunscritos, um planeamento cirúrgico 3D computorizado parece ser mais interessante e simples sem a necessidade de imprimir biomodelos.

Ou, pelo contrário, quando a patologia é mais complexa e a fabricação de um modelo 3D é complicada ou obsoleta, e a sua contribuição não permitirá o planeamento pré ou pós-cirúrgico (Figura 28).

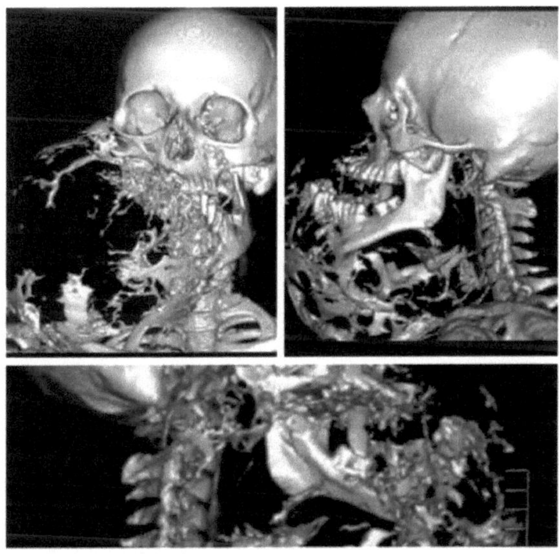

Figura 28: Caso de ameloblastoma gigante com destruição do hemi-carpente maxilo-facial direito (FATIMA MEMORIAL HOSPITAL)

III- DISCUSSÃO :

O planeamento 3D coloca algumas dificuldades na gestão da neoplasia facial, tal como demonstrado nos poucos casos clínicos anteriores.

Para a cirurgia carcinológica, o cirurgião permanece sujeito a descobertas intra-operatórias, incluindo margens cirúrgicas que podem precisar de ser alargadas devido à progressão da doença.

Da mesma forma, o planeamento não se ocupa da reconstrução ou da gestão de tecidos moles. Por exemplo, o cirurgião terá de considerar a posição da pá de pele em relação a uma aba livre, com base na quantidade de perda de tecido não-bónico (11-12).

Por conseguinte, quanto mais abrangente for o planeamento, menos reversível ele é. (13)

É o caso dos dois pacientes admitidos para o tratamento de um tumor do septo nasal e de um tumor da maxila (casos clínicos 2 e 3).

Intra-operatoriamente, no primeiro paciente, a ressecção foi ampla devido à profundidade da lesão. O tumor foi removido assim como a coluna nasal, foi realizada uma ressecção septal em frente à neoplasia, e finalmente a mucosa inferior, anterior e posterior foi cortada.

No paciente com uma neoplasia maxilar, toda a glândula parótida foi removida e os ramos orais foram sacrificados, que também faziam parte do processo tumoral.

Para ambos os procedimentos, foram fornecidas abas sobrepostas.

Todos estes procedimentos não são controláveis no planeamento 3D, mostrando assim as suas limitações na cirurgia carcinológica.

No entanto, a criação do biomodelo para perda óssea ou cartilagem está a revelar-se interessante como enquadramento para a criação de uma epitese (orelha) ou prótese maxilar feita à medida.

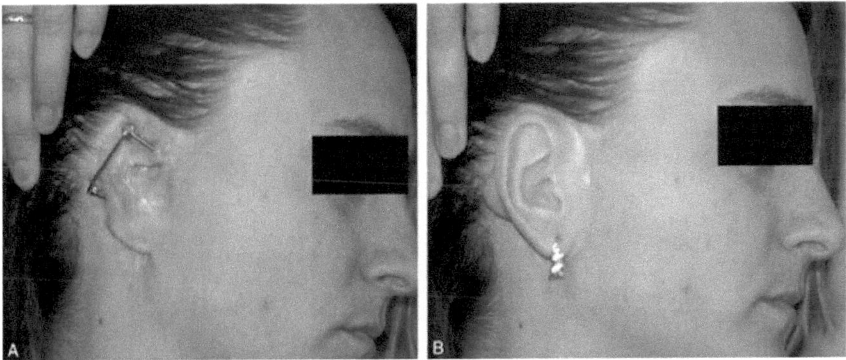

Figura 29: Epitese auricular de F. Disant, C. Fuchsmann

CONCLUSÃO

A impressão em 3D permite a produção de biomodelos personalizados em cirurgia maxilo-facial.

O planeamento de procedimentos em cirurgia carcinológica em modelos 3D é delicado porque o cirurgião permanece sujeito a descobertas intra-operatórias, pelo que uma intervenção não pode ser construída em torno de biomodelos.

Contudo, a criação 3D para a perda de substância é interessante como enquadramento para a criação de epiteliais e outras próteses que permitirão poupar tempo a montante e uma gestão completa do paciente.

É um excelente meio de iniciação às novas tecnologias cujo domínio no futuro será uma mais-valia inegável para o cirurgião.

A cirurgia assistida digitalmente é hoje uma tecnologia chave que continuará a melhorar nos próximos anos.

Este trabalho fornece uma visão geral do que a impressão 3D pode oferecer na cirurgia maxilo-facial e as técnicas básicas para a utilização desta tecnologia.

BIBLIOGRAFIA

[1]   Berchon M, Luyt B. Edição; " L'impression 3D " Eyrolles 2013 pp106

[2]   Mankovich NJ, Cheesman AM, Stoker NG; "A exposição da anatomia tridimensional com modelos estereolitográficos". 1990 ; 3-200

[3]   Link: http:/www.serialmakers.com/ " História da impressão 3D "

[4]   "Putting 3D printing into the value stream" Econolyst October 2012

[5]   À descoberta de materiais de impressão em 3D: Parte I: Plásticos [Internet]. 3Dnativos.   [citado   2013   Nov   30].   Disponível   em: http://www.3dnatives.com/materiaux-impression-3d-abs-pla-polyamides- alumida/

[6]   À descoberta de materiais de impressão em 3D: Parte 2: Metais [Internet]. 3Dnativos. [2013 Nov 30]. Disponível a partir de: http://www.3dnatives.com/a-la-decouverte-des-materiaux-dimpression-3d part-two-metals/

[7]   Os diferentes processos de impressão em 3D. Disponível em: http:/www.lesnumeriques.com/imprimante-3d/impression3d/impression-3d-different-procedures-a-1876

[8]   EBM® Electron Beam Melting " na vanguarda do fabrico de aditivos " Disponível em : http:/www.arcam.com/technology/electron-beam-melting/

[9]   Clément ERNOULT ; Tese N°14-062 Universidade de Franche-Comté "

ESTUDO DE FACILIDADE DE UM "BAIXO CUSTO" PROCESSO DE VALIDAÇÃO DE IMPRESSÃO 3D EM Cirurgia Maxilofacial ".

[10] Achraf KHAIRI: Tese N° Faculdade de Medicina e Farmácia de RABAT; "Planeamento Cirúrgico Assistido 3D: Experiência do Departamento de Cirurgia Maxilo-facial".

[11] R.Hoarau et al "3D planning in maxillofacial surgery" RevMed Suisse 2014; 1829-1833

[12] PS D'Urso et al. "Stereolithographic biomodelling in craniofacial surgery" JPlast Surg. 1998 Oct 30-522.

[13] S Girod E Keeve B. Girod Avança no planeamento interactivo da cirurgia craniofacial através de simulação e visualização 3D. Int J Oral Maxillofac Surg 1995

[14] *M. J. Troulis, P. Everett, E. B. Seldin, R. Kikinis, L. B. Kaban: Desenvolvimento de um sistema de planeamento de tratamento tridimensional baseado em dados tomográficos computorizados. Int. J. Oral Maxillofac. Surg. 2002; 31: 349-357. 2002* Publicado por Elsevier Science Ltd em nome da Associação Internacional de Cirurgiões Bucomaxilofaciais.

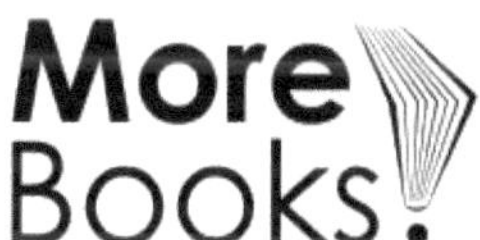

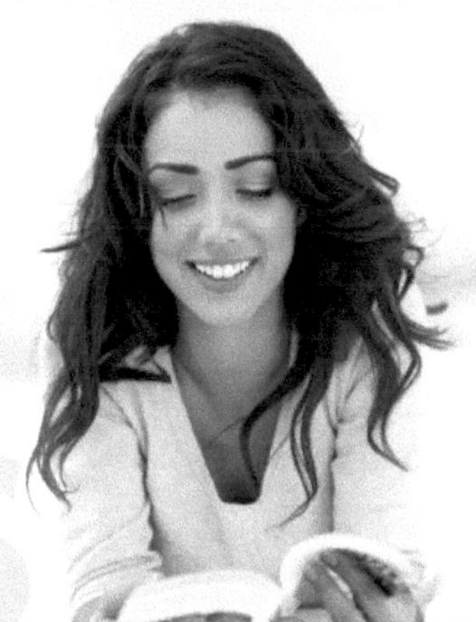

I want morebooks!

Buy your books fast and straightforward online - at one of world's fastest growing online book stores! Environmentally sound due to Print-on-Demand technologies.

Buy your books online at
www.morebooks.shop

Compre os seus livros mais rápido e diretamente na internet, em uma das livrarias on-line com o maior crescimento no mundo! Produção que protege o meio ambiente através das tecnologias de impressão sob demanda.

Compre os seus livros on-line em
www.morebooks.shop

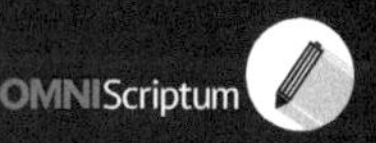

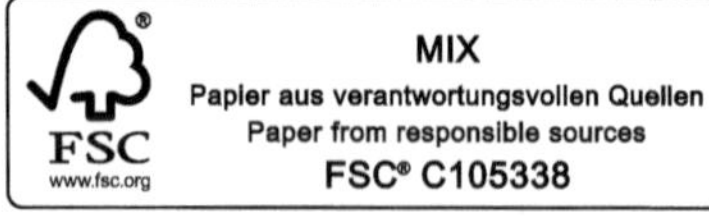

Printed by Books on Demand GmbH, Norderstedt / Germany